Agrandir les seins

Change tes seins change ta vie

Natacha J.C

Avertissement

L'information contenue dans ce livre est basée sur la recherche et les expériences personnelles et professionnelles de l'auteur. Elle ne vise pas à remplacer une consultation avec votre médecin ou un autre professionnel de la santé. Toute tentative de diagnostic et de traitement d'une maladie doit être effectuée sous la direction d'un professionnel de la santé.

Bien que les suggestions contenues dans ce livre soient naturels, l'auteur n'est pas responsable des effets indésirables ou des conséquences résultant de l'utilisation des idées ou des procédures décrites dans ce livre. Si le lecteur a des questions, l'auteur et l'éditeur suggère fortement de consulter un conseiller professionnel de la santé.

Table des matières

Introduction

Avant de vous montrer comment faire pour agrandir vos seins, nous devons d'abord répondre à la question suivante : pourquoi une femme a-t-elle des plus grands seins qu'une autre femme ?

Pour répondre simplement à cette question, il y'a deux principale raisons :

La première : c'est la génétique. La femme qui a des gros seins a hérité du chromosome ou de l'information génétique qui permet d'avoir des gros seins. Je pense que vous l'avez devinez.

La deuxième raison, celle qui nous intéresse c'est le mode de vie. Lors de son développement une femme n'a pas vécu suivit un mode de vie « sain » qui favoriserait une croissance optimale de ses seins et de son corps en générale. Ce qui fait que sa féminité ne sait pas développer entièrement, ou certains organes ne se sont pas bien développés.

Ce livre va vous permettre de corriger ce manque de développement, de donner à votre corps les moyens pour qu'il fasse grandir les seins.

Il faut savoir qu'on corrigeant ce manque de développement et qu'on travaillant sur le corps et sur les seins avec tous les moyens dont nous possédons, nous pourrons modifier l'information génétique. Les scientifiques ont récemment découvert que l'on peut alterner nos gènes en modifiant notre mode de vie pendant un certain temps : c'est l'épigénétique.

Il faut savoir que même si on vise à agrandir que les seins, il faudra travailler tout le corps puis faire des exercices pour agrandir les seins, tel est la clé pour agrandir les seins.

Cette façon d'agrandir les seins est naturelle, donc sans risques majeurs ou même pas de risques du tout. Cette méthode nécessite de la patience, parce que vous n'aurez pas des résultats en quelques heures mais plutôt en quelques jours voire semaines. Enfin c'est une méthode qui nécessite de la volonté, volonté pour changer vos habitudes. Mais les résultats que vous allez obtenir dépasseront le simple fait d'agrandir des seins. Vous allez vous sentir mieux dans votre corps, avoir une meilleure peau, prévenir des maladies ou même faire disparaitre quelques problèmes dont vous souffrez depuis longtemps ou du moins les estomper.

Ce livre est basé sur plusieurs années de recherches, il est le fruit d'un travail continu et de plusieurs tests et échecs.

Toutes les étapes ou les chapitres de ce livre doivent être appliqués du mieux que possible afin d'avoir les meilleurs résultats et au plus vite. Si c'est la combinaison de toutes les étapes qui donnera le résultat que vous souhaitez.

Ce que je vous conseille c'est de consacrer deux à trois mois à ce programme afin d'appliquer rigoureusement toutes étapes du programme et afin d'avoir les meilleurs résultats possible. C'est un travail presque quotidien (5 à 6 fois par semaines) afin que le corps change. Pensez aux basketteurs et basketteuses qui sont de très grande taille à force de travailler leur corps régulièrement.

L'objectif premier de ma méthode pour agrandir les seins et d'augmenter l'énergie de votre corps en générale. Cette énergie qui permettra d'agrandir vos seins. Augmenter son énergie ce fait de façon quotidienne, de par votre sommeil, alimentation, environnement …Ensuite nous allons diriger cette énergie vers vos seins pour les agrandir.

Cette méthode permet aussi de prévenir le cancer des seins qui est de plus en plus répandu. Les seins sont des organes sensibles, donc fragiles, donc il faut en prendre soin d'où l'utilité de suivre ce programme même si vous ne voulez pas agrandir vos seins.

Chapitre 1 :

le sommeil

Cela peut paraitre simple ou étrange mais le sommeil est très important pour l'augmentation mammaire. Pour résumer : Plus vous dormez et plus vous allez stimuler votre corps pour accroitre le volume de vos seins. Parce que c'est pendant le sommeil que le corps secrète l'hormone de croissance. Aussi le sommeil c'est ce qui permettra à votre corps de fonctionner convenablement durant la journée et accomplir. Certaines femmes négligent cette étape pendant leur jeunesse et cela affecte leur corps et leurs seins

Mais il y'a quelques directives à respecter afin d'optimiser le sommeil au maximum :

- Il est préférable de dormir le maximum et se réveiller sans réveil afin de laisser au corps le temps de se réparer et de secréter les hormones nécessaires à la croissance. En utilisant un réveil quotidiennement cela risque d'interrompre la récupération de votre corps et affecter votre croissance.

_Dormir tôt : aller au lit le plus tôt possible, vers 22h ou même avant parce que c'est entre 22h et minuit que le sommeil et réparateur.

_ Le chambre à coucher doit être la plus sombre possible, propice au sommeil et calme (pas de bruit environnant). Dans son livre « the Paléo diet », robb Wolf conseil de ne rien laisser allumer, même la petite lumière qui indique qu'un appareil est branché, car cette petite lumière (petite lumière rouge d'un téléviseur branché par exemple) peut être capté par la peau et ainsi affecté le sommeil. Autrement dit on peut perdre jusqu'à une heure de sommeil si notre peau capte cette lumière, comme on peut gagner jusqu'à une heure de sommeil dans une chambre totalement noire.

_ Choisir un matelas et un oreiller de telle sorte que la colonne vertébrale et le coup soit dans le même alignement et bien droit. Nous passons en moyenne huit heures par jour sur un lit donc il est important de veiller à ça afin de favoriser la croissance pendant le sommeil.

Eviter de veillez tard la nuit afin de ne pas déranger le rythme circadien et ainsi respecter le corps et son fonctionnement et pousser à sa croissance.

Chapitre 2 :

L' alimentation

L'alimentation est le deuxième point le plus important pour votre augmentation mammaire avec le sommeil et l'exercice physique.

Il faudra choisir une alimentation variée et riche en nutriments : vitamines, minéraux, antioxydants…. Choisissez une alimentation de qualité car c'est souvent la plus riche et la plus nutritive : alimentation bio, produits frais et/ou de saisons….

Pour agrandir vos seins, se nourrir plusieurs fois de quatre à six fois par jours avec des repas de tailles moyennes afin de maintenir votre métabolisme en activité optimal, et avoir beaucoup d'énergie.

Vos repas doivent être composé de légumes, diverses et variées : légumes verts (brocolis, épinards, salades, avocats…), des protéines (viandes rouges, volailles, poissons, œufs…), les bon lipides (huile d'olive, huile de coco, huile de colza, beurre…).

Concernant les céréales, il est important de les limiter car une grande quantité de céréales peuvent diminuer la sécrétion de l'hormone de croissance. Tous les aliments qui ont un indice glycémique élevé peuvent diminuer la sécrétion de l'hormone de croissance qui permet d'agrandir vos seins. La part de céréales dans votre assiette doit être d'environ un quart. La meilleure céréale pour la croissance est le riz (complet de préférence), l'orge, l'avoine. Tout ce qui est à base de blé doit être limité (pates, pains …) au maximum à un ou deux jours par semaine.

Certains aliments sont à éviter, notamment le sucre ou tous les aliments contenants beaucoup de sucres comme les boissons gazeuses, les glaces, les bonbons … ; le café (consommer plutôt du thé) ; l'alcool et les aliments contenants une grande quantité de produits chimiques.

Votre petit-déjeuner doit être un repas complet, c'est-à-dire vous buvez votre tasse de thé puis après un petit repas avec un peu de protéine (poulet par exemple) des légumes (brocolis par exemple) quelques cuillères de riz avec une touche d'huile d'olives par-dessus.

A côté de cela vous pouvez ajouter des compléments alimentaires quotidiennement ou faire des cures, afin de booster votre croissance. Que ce soit de façon quotidienne ou en faisant des cures, vous devez prendre :

_ Des multivitamines contenant du Potassium (le potassium que l'on trouve dans un sel de qualité et non raffiné, d'où l'importance du sel pour le développement du corps) ; du Magnésium qui est important pour le renforcement et l'allongement des os (que l'on trouve les légumineuses (haricots…), avocats, riz complet …) ; le Calcium qui lui aussi très pour la croissance et que l'on trouve dans les laitages (lait, fromage) mais aussi dans des légumes(brocolis, épinards)dans les amandes, les patates douces…

Ajouté d'autres vitamines importantes comme la vitamine D, la vitamine C et la vitamine K, le zinc le phosphore.

Vous pouvez consommer aussi sous forme de compléments alimentaires des omégas 3 (que l'on trouve dans le poisson : sardines, maquereaux, saumon) et des antioxydants.

Il est très important de consommer chaque repas calmement en savourant chaque bouchée et en la mastiquant convenablement pour extraire tous les nutriments contenus dans votre repas.

Chapitre 3 :

L'énergie de la nature

Passer du temps à l'extérieur favorise la croissance de vos seins, particulièrement si vous passez votre temps dans des milieux naturels loin des villes et de la pollution. La nature est une source d'énergie et favorise la croissance, au contraire de la ville qui peut inhiber l'agrandissement de vos seins. Donc n'hésitez pas à passer beaucoup de temps à l'extérieur et à vous rendre dans des milieux naturels : les parcs ou les forêts si vous êtes en ville. D'autres lieux qui peuvent favoriser votre croissance : la campagne par exemple ou l'on trouve une meilleure qualité d'air et une tranquillité qui permet de se reposer et ainsi pousser votre corps et vos seins à mieux se développer. Il y a aussi les montagnes qui comme la campagne vous aide dans votre objectif d'avoir des plus gros seins. La mer aussi pousse le corps à grandir et à se renforcer, ainsi que tout bassin naturel comme un lac ou une rivière …se baigner tous les jours pendant 10 à 20 minutes vous aidera.

Passer du temps à l'extérieur dans la nature signifie aussi être au contact avec le soleil. On sait que le soleil renforce le corps et les os en apportant de la vitamine D, essentielle à la croissance des os et des organes et donc des seins. Pour cela il faut profiter du mieux que l'on peut, pour bronzer et exposer le corps au soleil. Si votre peau n'est pas habituer à être exposer au soleil, il faut l'habituer afin de ne pas choquer votre corps. Commencer par des expositions légères entre 5et 10 minutes en éviter les périodes de fortes chaleurs entre midi et quatorze heures. Pour ensuite augmenter votre période d'exposition au soleil de 5 minutes ou plus petit à petit. L'idée est d'habituer votre corps au soleil, à vous de voir ce qui vous correspond le mieux.

Si vous pouvez passer des séjours, ou déménager pour profiter plus de la nature et du soleil faites-le, car vous allez considérablement aider votre corps à augmenter le volume de vos seins en améliorant toutes ces fonctions. Spécialement si vous avez des enfants et que vous voulez que leur corps grandisse dans de bonnes conditions et qu'ils soient les plus grands possibles.

Chapitre 4

L'énergie de la terre

Enlevez vos chaussures et posez vos pieds sur de la terre, ainsi vous établirez une connexion avec l'énergie de la terre, cela est bon pour votre croissance : c'est ce qu'on appelle Earthing. Faites-le au moins 3 jours par semaine pendant 20/30 minutes. En position debout, ou assis avec le dos bien droit ou en marchant. C'est une façon naturelle d'augmenter son énergie corporelle et de favoriser la croissance de ses seins. Vous trouverez beaucoup d'informations sur la terre et ses avantages, si vous avez jamais entendu parler, je vous conseille de faire quelques recherches sur le mot Earthing, de cette façon, vous aurez une meilleure idée sur ce sujet.

Chapitre 5

Le pouvoir de la visualisation

Il est important que lorsque vous suiviez les étapes de ce livre, que vous soyez optimistes et vous ayez confiance en vous que vous allez pouvoir grandir en taille et que vous allez changer la taille de vos seins et vous transformer. Etre optimiste est très important. De nombreuses études scientifiques montrent que la pensée peut influencer le corps. Donc en étant optimiste, vous mettez toutes vos chances pour grandir.

Des études scientifiques montrent aussi que la visualisation répétitive d'un certain objectif (dans notre cas ici agrandir les seins) peut alterner vos neurones, peut aussi alterner ensuite la chimie de votre le corps et ainsi obtenir ce que vous désirez.

Pour cela je vous conseille de faire des séances de visualisation répétées afin de booster la croissance de vos seins. Il suffit pour cela de s'asseoir ou de s'allonger dans un endroit calme et de fermer les yeux et d'imaginer que vous êtes plus grand. Imaginez que vous avez atteint la taille de seins que vous souhaitez atteindre et toues les changements que cela engendrera. Imaginez comment vous vous sentirez dans les vêtements que vous porterez, les soutiens gorges que vous achèterez ...Vous devez visionner les choses avec le maximum de détails possibles et ressentir toutes les émotions que vous pouvez ressentir dans cette situation.

En pratiquant la visualisation vous accélérez l'obtention de ce que vous voulez et vous mettez toutes les chances de votre côté pour agrandir vos seins.

Chapitre 6 :

L'art de la relaxation

Le repos et la relaxation font partis de notre programme de l'augmentation de la taille de vos seins. La relaxation permet de récupérer l'énergie perdue pendant l'exercice mais aussi à accumuler l'énergie pour le bon fonctionnement de notre corps et pour l'augmentation mammaire. Le repos et le sommeil permettent de lutter contre le stress. Le stress un des ennemis de notre croissance et la croissance de nos seins.

Apprenez donc à vous détendre et à vous allonger même durant la journée. Faites des pauses dans l'après-midi. Choisissez un lieu calme pour une récupération maximal.

Il existe plusieurs moyens de relaxation : cela va d'une petite balade dans un parc, une mini-sieste de 20 à 30 minutes ou s'allonger sur son lit en écoutant une musique relaxante ou une séance de massage, ou prendre un bain chaud...

On peut aussi effectuer des exercices de respirations. Respirer plusieurs fois en profondeur par exemple.

On peut aussi faire une séance de méditation pour soulager l'esprit et ainsi que le corps. Si la méditation vous intéresse je vous conseille le livre de Mattieu Ricard « L'art de la méditation ».

A vous de choisir ce que vous voulez faire pour vous relaxer. Je vous conseille d'essayer plusieurs façons de relaxations pour trouver celle qui vous correspond le mieux.

Chapitre 7

L'exercice physique

L'exercice physique est le troisième point le plus important pour agrandir les seins. Le but est de renforcer le corps, d'augmenter son niveau d'énergie et de diriger cette énergie vers les seins afin d'augmenter la sécrétion de l'hormone de croissance et d'agrandir la taille des seins.

Comme je l'ai déjà expliqué auparavant, même si notre but est une augmentation mammaire, nous devons renforcer tout le corps, autrement dit nous devons travailler tous les muscles du corps. Pour travailler tout le corps il y 'a plusieurs solutions :

_ Si vous avez accès à une salle de sport et que vous aimez la musculation, alors trois exercices sont à faire : le soulever-de-terre ; le développé-couché et le squat, trois série et douze répétitions pour chaque exercice. Vous pouvez commencer avec une ou deux séries avec moins de répétitions puis augmenter vos séries et répétitions.

_ Si vous préférez vous entrainez à la maison ou ailleurs alors vous devez faire les trois exercices suivants :

mountain clibbers ; burpees ; les pompes et des squats. Trois séries de douze répétitions

_ Vous pouvez aussi travaillez avec le kettle-bell et faire des swings. Je vous laisse choisir le poids approprié de votre kettle-bell. Cinq à dix minutes de kettle-bell suffisent.

Si vous ne connaissez pas ces exercices ou le kettle-bell vous trouverez des informations sur internet. A vous d'apprendre à faire ces exercices correctement. Demander conseil à un professionnel.

Si vous voulez allonger vos jambes, vous pouvez soit effectuer des exercices d'étirements qui cibles les jambes. Mais vous pouvez aussi à l'aide d'un vélo allonger vos jambes. Pour cela il suffit de régler votre selle à un niveau assez pour que lorsque vous pédalez votre jambe s'étire au maximum. Ainsi en faisant du vélo tous les jours vous allez allonger vos jambes et grandir en taille.

Les exercices de renforcement du corps comme la musculation ou les exercices de résistance basés sur le poids du corps (comme les pompes, les mountain climbers, les burpees..) peuvent stimuler votre croissances surtout s'ils sont pratiquer en plein air.

Lorsque vous faites ces exercices travaillez tout le corps à chaque séance d'exercice (full body) afin de secréter le maximum d'hormone de croissance.

L'objectif est d'effectuer un certain type d'activité vigoureuse pendant un minimum de 15 à 30 minutes, trois à cinq fois par semaine. Cette activité vigoureuse doit être exécutée entre 60% à 80% de votre fréquence cardiaque maximale (FCM)

Comment calculer votre FCM:

a) - soustraire votre âge actuel de 220. Ce nombre est votre FCM.

b) - Multipliez ce nombre par 0,60. Cela est de 60 pour cent de votre FCM.

C) - prendre le numéro vous est venu avec l'étape a). Multiplier par 0,80. Ceci est de 80 pour cent votre FCM.

Ces chiffres de 60 pour cent et 80 pour cent représentent la portée de votre fréquence cardiaque cible (FCC). (Une remarque importante: De nombreux médicaments pour la pression artérielle travaillent en abaissant la fréquence cardiaque, ce qui voudrait dire qu'il faudra peut-être réduire ainsi votre FCM et FCC si vous prenez des médicaments pour la pression artérielle, consultez votre médecin pour savoir comment ajuster ces chiffres.)

Lorsque vous faites votre séance d'entrainement, vous aurez besoin de garder une trace de votre fréquence cardiaque pour vous assurer que vous restez dans la plage de FCM 60 pour cent à 80 pour cent. Cela se fait facilement en appuyant légèrement sur l'index de la main droite sur l'artère juste sous la peau sur la peau à l'intérieur du poignet gauche. Le taux est facilement déterminé en comptant les battements pendant 15 secondes, le multipliant ce nombre par 4. Ce sera votre fréquence cardiaque. (Ou compter les battements pendant une minute)

Si vous ne voulez pas le faire de cette façon de compter vos battements de cœur, il y a une autre règle de base: si vous pouvez tenir une conversation, vous ne travaillez pas assez dur. Si vous pouvez chanter, vous ne travaillez pas assez dur non plus. Si vous êtes à bout de souffle, ou vous devez vous arrêter et reprendre votre souffle, vous travaillez certainement trop. Restez entre les deux!

Par ailleurs, il est important que vous trouviez une activité que vous aimez. Il y a beaucoup d'activités qui peuvent vous permettre d'être dans votre FCC, donc trouver quelque chose que vous appréciez. Le point essentiel ici est d'augmenter votre sécrétion des hormones de croissances.

Exercez-vous à l'extérieur pour un apport maximal d'oxygène, pour stimuler votre système lymphatique.

Exercices pour spécifiques pour les seins :

Après avoir travaillé tout votre corps et secréter assez d'hormone de croissance, vous pouvez maintenant faire des exercices qui ciblent les seins. Tous les exercices qui travaillent les pectoraux (ou la poitrine) pourront agrandir vos seins. Voici quelques- un de ces exercices :

_ Le développé-couché et toutes ses variantes : c'est peut-être l'un des meilleures exercices pour agrandir les seins. Quand vous faites cet exercice ciblez bien votre poitrine vous devez sentir les muscles de votre poitrine ce contracter et décontracter à chaque répétition

_ Les pompes : pareil que le développé-couché, il faudra bien cibler la poitrine

On peut aussi cibler les muscles de la poitrine avec le kettle-bell et d'autres exercices.

En renforçant les muscles de votre poitrine vous allez agrandir vos seins.

Le massage des seins est aussi important. Masser vos seins quotidiennement permet d'augmenter la circulation sanguine dans vos seins. Pendant deux à cinq minutes faites des mouvements circulaires avec les paumes des mains pressées contre vos seins. Puis pressés vos seins avec vos mains.

Conclusion

Voilà maintenant vous savez tout sur ce qui va vous permettre d'agrandir vos seins et de transformer complètement votre vie. A vous maintenant d'incorporer tout cela dans votre vie et du mieux que vous pouvez.

N'oubliez pas de croire en vous et de ne pas abandonner votre objectif. Soyez motivez même si vous ne voyez pas les résultats au début.

Non seulement vous allez agrandir vos seins, mais vous vous sentirez mieux dans votre corps et si vous avez des problèmes de santé alors ces problèmes vont soit disparaitre, soit diminuer considérablement.

En augmentant la taille de vos seins naturellement vous allez aussi réussir à changer d'autres aspects de votre vie et l'améliorer considérablement. Vous serez plus heureux et vous aurez plus de confiance en vous.

Bon courage !